DE LA
CURE THERMALE

A

L'HOPITAL MILITAIRE DE BOURBONNE-LES-BAINS

PAR

LE Dr AUGUSTE CAUSARD

MÉDECIN CIVIL REQUIS.

(Publications de la *Revue d'hydrologie médicale.*)

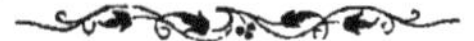

STRASBOURG

TYPOGRAPHIE DE G. SILBERMANN, PLACE SAINT-THOMAS, 3.

1864

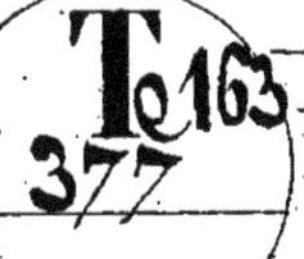

REVUE
D'HYDROLOGIE MÉDICALE
FRANÇAISE ET ÉTRANGÈRE.

Directeur-fondateur et rédacteur en chef : Docteur AIMÉ ROBERT.

Conditions de l'abonnement : Pour la France et l'Algérie, un an : 10 fr. ; pour l'étranger, le port en plus, suivant les conventions postales. Les abonnements sont d'un an. On s'abonne, à Strasbourg, pour la France, chez DERIVAUX, libraire, rue des Hallebardes, 29 ; pour l'Allemagne, chez ALEXANDRE, rue Brûlée, 5 ; à Paris, chez J. B. BAILLIÈRE, libraire, rue Hautefeuille, 19. Pour tout ce qui concerne les abonnements et les annonces, on peut aussi s'adresser à M. FISCHBACH, à l'imprimerie du journal. Le prix de l'abonnement pourra être envoyé en bons sur la poste ou en timbres-poste de 20 cent.

Ce journal paraît deux fois par mois pendant la saison d'été et une fois par mois pendant la saison d'hiver. Les ouvrages dont il sera adressé deux exemplaires au rédacteur du journal seront annoncés. Les lettres et paquets non affranchis seront refusés.

GUIDE DU MÉDECIN ET DU TOURISTE

AUX

BAINS DE LA VALLÉE DU RHIN, DE LA FORÊT-NOIRE ET DES VOSGES

par le docteur AIMÉ ROBERT,

rédacteur en chef de la *Revue d'hydrologie médicale.*

AVEC LES NOUVELLES ANALYSES

du professeur BUNSEN.

A Paris, chez HACHETTE. — Prix : 3 fr. 50 c.

DE LA

CURE THERMALE

A

L'HOPITAL MILITAIRE DE BOURBONNE-LES-BAINS

PAR

LE Dr AUGUSTE CAUSARD

MÉDECIN CIVIL REQUIS.

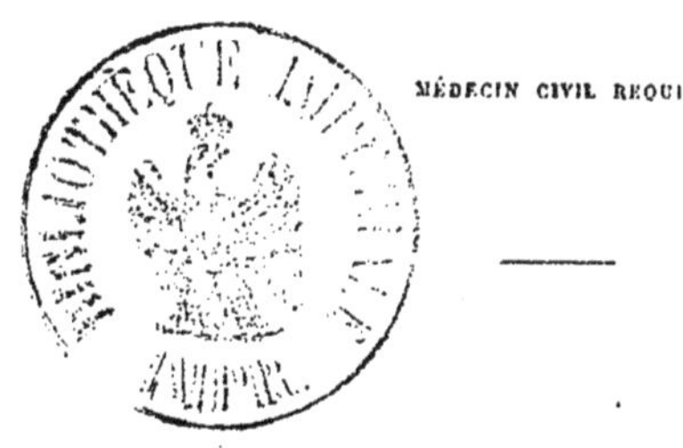

(Publications de la *Revue d'hydrologie médicale.*)

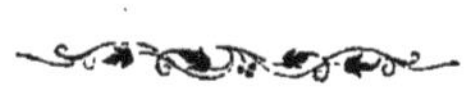

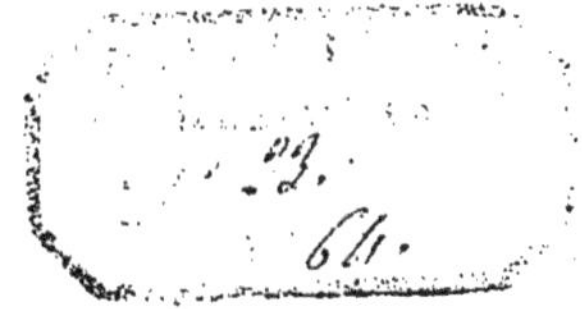

STRASBOURG

TYPOGRAPHIE DE G. SILBERMANN, PLACE SAINT-THOMAS, 3

1863

DE LA

CURE THERMALE

A

L'HOPITAL MILITAIRE DE BOURBONNE-LES-BAINS.

Thalès, le premier des sept sages de la Grèce, découvrit, dit-on, les propriétés électriques de l'ambre; mais on peut supposer qu'il ne guérit personne avec son mince appareil; il est probable même que l'idée ne lui en vint pas. La première machine électrique médicale fut la torpille. Appien nous apprend que de son temps et avant lui on guérissait plusieurs sortes de maladies en entrant dans les lacs où se trouvait en abondance ce curieux poisson; les fortes commotions éprouvées par les patients les guérissaient particulièrement de la goutte et de la paralysie; Voisin ajoute les maux de tête invétérés.

Il faut arriver jusqu'en 1740 pour trouver le second anneau de cette chaîne brisée. Deshayes, d'Orléans, avant la découverte de la bouteille de Leyde, qui eut lieu seulement en 1745, appliquait l'électricité comme traitement de l'hémiplégie. Puis vinrent successivement Privati à Venise, Vesati à Bologne; en France, l'abbé Nollet, Jallabert, l'abbé Sans, Mauduyt, l'abbé Bertholon, Mazars de Cazelles, Cavallo, Sigaud de la Fond, Thillaye etc.... Les médecins physiciens que nous venons de citer employaient l'électricité statique, c'est-à-dire l'étincelle des machines, la bouteille de Leyde et les batteries.

En 1804, Aldini, de Bologne, publia son *Essai théorique et expérimental sur le galvanisme*. La troisième partie de cet ouvrage s'intitule : *De l'application du galvanisme à la médecine*, et ces applications sont nombreuses. Après Aldini vinrent Sarlandieri, Fabré-Palaprat, Labeaume, Andrieux, Coudret etc.

Les auteurs dont nous venons de rappeler les noms employaient des instruments défectueux; aussi les résultats n'étaient-ils pas toujours probants; néanmoins on peut voir par les articles consacrés à l'électricité médicale, dans les Dictionnaires en 15 volumes et en 30, le premier signé Andral, le second Guérard, combien cette importante branche de la thérapeutique agissante avait fait de progrès.

En 1836, M. Masson invente le premier instrument d'induction capable de rendre de sérieux services à la médecine.

En 1838, MM. Breton construisirent l'appareil qui porte leur nom. En 1852, M. Duchenne, de Boulogne, fit paraître son *Traité d'électrisation localisée.* Ce livre, malgré quelques inexactitudes et l'exagération, suite ordinaire de l'enthousiasme, est bien certainement un immense service rendu à la médecine; il vulgarisa l'électricité médicale, en faisant ressortir le parti que pouvaient en tirer des mains intelligentes. Depuis, les différents ouvrages qui parurent sur la matière ne sont que des paraphrases du traité de M. Duchenne.

Dans ce grand mouvement thérapeutique, l'hôpital militaire de Bourbonne fut loin de rester en arrière. Le premier des établissements du même genre, il eut un service d'électricité spécial. M. Villaret, médecin en chef, demanda en 1854 un appareil; mais c'est à M. Cabrol, médecin principal en chef, que revient l'honneur d'avoir établi, d'une manière aussi satisfaisante que possible, le service actuel en 1855. C'est à lui que bien des malades doivent une guérison promptement obtenue, mais inutilement et longtemps demandée aux différentes stations thermales, à Bourbonne même.

L'électricité est employée à l'hôpital militaire, concurremment avec les bains et les douches; elle est à Bourbonne comme partout, d'ailleurs, l'*ultima ratio* de la thérapeutique. — Nous n'avons dans notre service que les cas les plus rebelles; ceux où tous les traitements ont été mis en usage et ont échoué les uns après les autres; aussi avons-nous été bien surpris, comme les nombreux médecins civils et militaires qui ont suivi nos séances, de voir qu'au bout d'un mois ou six semaines au plus de ce traitement mixte, le plus grand nombre de nos malades a été guéri ou du moins singulièrement amélioré. Sont-ce les eaux, est-ce la faridisation qui amènent ce résultat réclamé par l'un et l'autre? Je crois être dans le vrai en disant : la faradisation et simultanément l'usage des bains et des douches produisent des effets inattendus, un mieux plus certain à l'avance que lorsqu'on emploie l'un ou l'autre de ces deux puissants agents thérapeutiques. J'ai vu faire M. Duchenne, de Boulogne, lorsque j'étudiais un côté de la question qui nous occupe [1]. J'ai, moi aussi, employé l'électricité d'après les données ordinaires, mais jamais je n'ai vu de résultats aussi évidents, aussi rapides qu'à Bourbonne. Les eaux de Bourbonne amènent par leur usage la résorption des engorgements dans les tissus malades, elles amènent une détente salutaire dans les tissus voisins des fractures, luxations, entorses etc. Les nerfs qui traversent ces tissus malades n'étant plus pressés, ni changés dans leurs rapports avec les organes, sont tout prêts à recevoir le courant électrique et à en subir les heureux effets et finalement à rétablir leur influence de sensibilité et de mouvement. — De plus, l'organisme à cette époque est saturé de sel, les expériences de M. Cabrol l'ont prouvé jusqu'à l'évidence; le sel est, comme on sait, excellent conducteur de l'électricité; par ces raisons et beaucoup d'autres encore, le traitement mixte préconisé à Bourbonne est souverain dans un nombre considérable de cas et souvent des plus désespérés.

Un fait curieux, observé cent fois, c'est le mode dont l'amélioration s'obtient et finalement la guérison. Un militaire vient au service, soutenu d'un côté par un infirmier, de l'autre par une canne; sa marche est pénible; il a, je suppose, une paralysie qui l'empêche de se servir convenablement d'une ou des deux jambes. On l'électrise avec un courant gradué pendant dix minutes, ce malade va s'asseoir seul sur un banc de la cour, à proximité, il est vrai, mais il fait néanmoins trente pas sans le secours de personne. Le lendemain il avoue que le bien qu'il a ressenti n'a duré que deux heures environ ; nouvelle séance ; mais le mieux ce jour-là dure quatre heures ; le troisième jour il monte dans la salle qu'il occupe, sans l'aide de son infirmier ; le mieux a duré davantage

[1] Aug. Causard. Paris, thèse inaugurale, 1861, *Essai sur la paralysie suite de contusion des nerfs.*

encore; enfin, de séances en séances, de mieux en mieux, le malade vient et s'en retourne seul, et l'espace de temps où il profitait des bienfaits de l'électricité s'est augmenté toujours, et puis il dure indéfiniment, comme nous l'apprennent les rapports des médecins-majors des régiments où nos malades retournent guéris. Il n'y a pas de doute dans les cas de ce genre, et ils sont nombreux : c'est l'électricité seule qui a sauvé nos malades ; les eaux ont servi d'adjuvant dans ce traitement mixte, je n'en doute pas, mais à mon sens c'est l'électricité qui a été le remède principal, le remède héroïque.

Chez les malades qui retournent à leur corps sans changement ou avec une amélioration légère, et c'est de beaucoup l'exception, il y a eu néanmoins, durant leur séjour aux eaux, un mieux très-sensible, non durable, c'est vrai, mais enfin un mieux après chaque séance. Il est donc permis de croire qu'en continuant avec persistance l'électricité, on arriverait chez eux comme chez tous les autres à un résultat plus satisfaisant. Je ne doute pas que si le nombre de séances avait été plus considérable pour beaucoup, nous aurions un plus grand nombre de succès complets à enregistrer. Toutes ces améliorations que nous avons vu grandir tous les jours auraient certainement continué jusqu'à parfaite guérison. — Mais de nouveaux malades vont venir, et à notre grand regret nous sommes obligé de nous séparer de ceux chez lesquels les forces revenaient graduellement, mais avec certitude. Cependant nous avons pu en conserver quelques-uns et très-probablement ils partiront guéris en septembre.

En parcourant les différents cahiers du service d'électricité depuis 1855, on est frappé des nombreux résultats heureux obtenus ; guérisons, améliorations presque toujours ; cependant je ne compte guère sur l'électricité dans les cas de myélite, d'ataxie locomotrice, de paralysie d'un membre accompagnée d'œdème, d'hémorrhagie cérébrale récente etc. Les insuccès se multiplient dans ces différentes classes de maladies. Où l'électricité est indiquée, où elle est souveraine, c'est quand la perte des mouvements et de la sensibilité continue lorsque la lésion qui l'a déterminée est supposée guérie ou du moins en voie de guérison. Qu'on ne nous oppose pas ici cette vérité de tous les temps : *sublata causa tollitur effectus*. Dans les paralysies, les choses ne se passent pas aussi simplement. Les nerfs se déshabituent de leurs fonctions, lors même qu'ils sont de nouveau en communication avec la moelle ou le cerveau; la paralysie continue indéfiniment quand ils ont été longtemps séparés des centres nerveux par une raison quelconque. L'électricité vient leur donner le souffle dont ils manquent, et comme par enchantement la sensibilité et le mouvement reparaissent dans des membres condamnés à une sorte de mort prématurée.

Ici nous n'avons guère que des paralysies du mouvement à considérer. Nous nous occupons peu de la sensibilité; car le mouvement revenu, la sensibilité l'a précédé presque toujours; si nous portons notre attention sur la sensibilité, c'est seulement comme pronostic. Quand la sensibilité revient, nous espérons voir dans un avenir prochain les mouvements apparaître, mais déjà, à cette époque, ils ont reparu; la sensibilité et le mouvement sont deux faits qui marchent de pair et non isolément, ou du moins c'est rare, quoi qu'en dise M. Duchenne.

Nous avons eu à électriser des cas de toute espèce ou à peu près, pour lesquels l'électricité a été recommandée, mais nous n'osons nous prononcer dans certains ordres d'affections, faute d'observations suffisantes. Nous pourrions le faire cependant, en ajoutant aux cas que nous avons vus ceux qui ont été observés les précédentes années. C'est un travail que je me propose de faire à la fin de la deuxième saison. Aujourd'hui nous nous contenterons de signaler des faits bien constatés, observés un grand nombre de fois et pour lesquels je ne conserve aucun doute.

Je ne veux pas ici détailler les machines employées dans le service d'électricité. Il me suffira de dire qu'elles sont au nombre de deux : une de Bianchi, très-forte, dont les deux réophores communiquent avec deux vases en zinc de $2^{m},50$ de long sur $0^{m},25$ de large et $0^{m},40$ de haut; ces deux cuves sont remplies d'eau thermale et indépendantes l'une de l'autre; elles sont destinées à recevoir indifféremment les bras ou les jambes de nos malades. Ce procédé, comme le suivant, est trop connu pour exiger une plus longue description. La deuxième machine est un appareil électro-magnétique de Loret, dont les deux réophores communiquent avec des cylindres métalliques renfermant des éponges imbibées d'eau thermale; on remplace à volonté les éponges par des pinceaux métalliques. Suivant les cas qui se présentent, on met les malades dans le bain électrique, ou nous électrisons séparément les muscles, les nerfs ou la peau. Ces deux machines marchent au moyen de l'acide sulfurique étendu d'eau et du bichromate de potasse en solution au 1/1000; nous évitons ainsi les vapeurs de bioxyde d'azote dégagées dans les appareils marchant avec l'acide sulfurique et l'acide nitrique. Nous avons eu environ soixante militaires à électriser; aucun de nos malades n'a eu plus de vingt séances, quelques-uns moins de quinze, chacune de dix minutes. Néanmoins voici les résultats obtenus :

Dans les paralysies traumatiques, coups de feu et d'instruments tranchants ou piquants, gêne des mouvements survenue à la suite de fractures compliquées, luxations, contusions, chutes, entorses, arthrites traumatiques, nous avons obtenu: guérison complète un quart; amélioration très-notable moitié. L'autre quart n'a obtenu qu'une amélioration légère ou pas de changements durables.

Les effets de l'électricité employée concurremment avec l'usage des eaux sont incomparables dans les paralysies suite de coups de feu. Je citerai succinctement quelques exemples frappants :

B...., sergent, atteint d'un coup de feu au bras en 1859; il lui est resté depuis une gêne très-grande des mouvements des doigts avec douleurs considérables dans les muscles, ayant résisté à tous les traitements antérieurs. Amaigrissement du membre. A la huitième séance les douleurs avaient disparu; à la douzième la paralysie et tous les accidents qui avaient nécessité son envoi aux eaux de Bourbonne n'existaient plus; l'amaigrissement lui-même avait cédé en grande partie; dans un avenir très-prochain il aura probablement disparu entièrement, grâce au retour complet des mouvements.

S...., fusilier, paralysie de la jambe, suite de coup de feu au tiers inférieur et postérieur de la cuisse gauche. Engourdissement du membre. Quinze séances, guérison complète.

P...., sergent, âgé de trente et un ans, reçut en 1855, au tiers inférieur et postérieur de la cuisse gauche, une balle qui contusionna sans doute le nerf sciatique. Paralysie incomplète de la jambe. Après une saison des eaux et treize séances électriques il retourne à son corps complétement guéri.

R...., sergent, âgé de vingt-neuf ans, est atteint depuis 1859 de paralysie du membre supérieur gauche avec douleurs violentes, suite de coup de feu à l'épaule. Les eaux et douze séances d'électricité amènent une guérison complète.

M. le colonel S.... obtient une amélioration très-importante du même traitement dirigé contre une paralysie de la jambe gauche avec douleurs consécutives à un coup de feu reçu en 1859 au tiers moyen de la cuisse.

Nous avons étudié dans notre thèse inaugurale les paralysies suites de chutes sur l'épaule. Je proposais, en 1861, après M. Duchenne, la faradisation comme traitement ultime de ces lésions, espérant de bons résultats de cette médication ; ces espérances se sont transformées en certitude depuis qu'il nous a été donné d'appliquer cette méthode aux eaux de Bourbonne. Nous citerons un cas de ce genre :

S...., fusilier, cinquante-trois ans, est atteint depuis huit mois d'une paralysie du membre supérieur gauche suite de chute sur l'épaule. La sensibilité est complète, mais les mouvements sont à peu près nuls. Amaigrissement très-notable de la main. Traitement thermal et douze séances électriques. L'amélioration est extrêmement rapide, elle équivaut presque à la guérison au départ du malade.

Je ne puis résister au désir de citer comme un de mes plus beaux succès le cas suivant, qui rentre dans la catégorie des paralysies suite d'arthrite traumatique :

C...., gendarme, faiblesse de la main, suite d'arthrite traumatique du poignet. Raideur datant de deux ans et gonflement de la main et du poignet. Guérison complète après dix-sept séances.

Nous pourrions ajouter encore quatre autres observations du même genre. J'attribue nos insuccès dans ces différents ordres de maladies au peu de séances qu'ont subies quelques-uns des militaires envoyés à l'électricité, ou à certaines causes que j'ai déjà énumérées, par exemple :

R...., cuirassier, fracture compliquée de la jambe, œdème considérable du pied et du coude-pied datant de dix-huit mois. Contractilité électrique nulle. Renvoyé sans changements. Dix séances.

Parmi nos hémiplégiques un seul sur cinq a été très-amélioré, et cependant l'attaque d'apoplexie dont il avait été atteint ne datait que de cinq mois; arrivé sans pouvoir remuer un seul doigt, il part en se servant passablement de sa main. Nous devons dire que deux autres ont été améliorés d'une façon très-sensible; le reste n'a éprouvé aucun changement durable.

Nous n'avons à enregistrer aucun insuccès dans les cas de paralysies rhumatismales, mais une guérison sur cinq, deux grandement améliorées, les deux autres légèrement. Nous avons observé des résultats non moins remarquables dans les paralysies produites par des fièvres graves. Nous citerons les deux faits suivants :

L...., chasseur, trente-trois ans, paraplégie rhumatismale complète datant de 1859. L'électricité (quatorze séances), appliquée concurremment avec les eaux, produit un mieux tellement notable et progressif que nous ne doutons pas que la guérison eût été complète si le malade avait pu prendre une deuxième saison.

C...., artilleur, trente ans, tremblement nerveux suite de fièvre typhoïde et datant de 1859. Faiblesse générale. Douze séances. Amélioration considérable.

Ce que nous venons de dire de la paralysie rhumatismale, nous pouvons le répéter pour les névralgies; quatre cas : deux améliorations équivalant presque à une guérison, sciatique et névralgie intercostale; les deux autres améliorés très-notablement.

Mais dans les cas de paraplégies de causes diverses, les résultats sont bien différents; je dirai qu'ils sont moins satisfaisants encore dans l'ataxie locomotrice. M. le docteur Bernard[1] avait déjà

[1] Les faits que signale M. Bernard dans sa thèse dont la *Revue* a fait l'analyse, nous paraissent cependant bien importants. Si les résultats dont il a été témoin n'ont dans aucun cas été complets, quelques-uns sont malgré cela caractéristiques, eu égard à la gravité du mal. Nous avons rapporté textuellement l'observation d'un de ses malades qui, tout à fait impotent à son arrivée à Bourbonne, pouvait faire plusieurs kilomètres à la fin de son traitement. La différence observée dans les résultats de MM. Causard et Bernard ne tiendrait-elle pas au plus ou moins d'ancienneté de la maladie? Aussitôt que les dégénérescences nerveuses sont accomplies, nous comprenons l'inutilité des traitements thermaux et électriques, et ce n'est malheureusement qu'après de nombreuses médications infructueuses qu'on dirige les malades sur les établissements thermaux. Nous craignons bien que cette pratique, qui a souvent du reste sa raison d'être, ne recule encore de longtemps l'éclaircissement de cette question de l'ataxie. (*Note de la rédaction.*)

remarqué à Bourbonne le peu de succès de l'électricité dans cette dernière affection ; en effet, sur cinq ataxiques je n'ai obtenu que deux améliorations; le reste est renvoyé sans changements.

Les paraplégies, qui sont la conséquence de myélite chronique, sont dans le même cas ou à peu de chose près.

Je terminerai en disant : pour les cas analogues à ceux que je viens d'indiquer, la faradisation, jointe à l'usage des eaux, sera d'un secours immense dans le plus grand nombre de cas pour des malades considérés comme incurables et atteints d'infirmités qui leur rendent le présent dépourvu de tout attrait, et l'avenir plus sombre encore.

Effets physiologiques des eaux thermo-minérales de Bourbonne.

Les effets physiologiques de la médication thermo-minérale de Bourbonne se traduisent par des phénomènes d'excitation générale et locale que l'on peut ranger sous cinq chefs principaux.

1° *Peau.* L'usage de l'eau thermale chlorurée en bains et douches produit une excitation prolongée de la peau. La réaction est moins rapide que par les bains d'eau douce, grâce aux principes salins que l'eau thermale renferme ; les congestions cérébrales sont donc moins fréquentes qu'on ne le croit généralement, et nous pouvons faire bon marché de ce fâcheux préjugé qui empêche encore un certain nombre de médecins d'envoyer à nos eaux leurs hémiplégiques.

L'excitation de la peau nous paraît être en rapport direct avec la température du bain, car l'exosmose étant très-grande lorsque la chaleur de l'eau augmente, il doit y avoir par contre en même temps une endosmose très-active, et par conséquent plus de sel absorbé et plus d'effets consécutifs produits ; ce double mouvement a été parfaitement étudié par M. Cabrol.

Le maximum d'excitation de la peau est la poussée, et à un degré plus élevé encore les éruptions diverses.

Poussée. Nous l'avons observée sur le plus grand nombre de nos malades à l'état d'exanthème localisé, généralement sur les membres et la poitrine. Je crois pouvoir l'attribuer à l'activité plus grande de la circulation dans les membranes, sous l'influence du chlorure de sodium, plutôt qu'à l'irritation que ce sel peut causer au tégument externe, comme paraît le croire mon confrère et ami le docteur Bougard. Nous parlerons, à l'article : *Accidents consécutifs à l'usage des eaux*, des éruptions si fréquentes chez nos malades. Il nous suffira de dire que sur 690 malades hospitalisés dans les deux saisons de 1862, nous avons observé 77 cas d'éruptions de toute espèce, parmi lesquelles nous comptons plus de moitié de poussée intense. Pour terminer ce que nous avons à dire sur ce sujet bien étudié par M. Cabrol, nous ajouterons que la poussée a presque toujours été en raison directe des sueurs. Quand celles-ci ont été peu abondantes, il y a toujours eu diurèse supplémentaire.

2° *Fonctions digestives.* Sous l'influence d'un changement brusque d'habitudes et d'hygiène elles augmentent ordinairement d'activité. L'appétit devient plus énergique, quelquefois même il est excessif. Dans les premiers jours du traitement thermal, les malades accusent un mieux notable dans leur état général et local. Ils augurent bien d'une station qui produit de si rapides et si heureux effets. Quelques jours se passent dans cette douce quiétude, puis arrivent la fièvre thermale, la poussée, l'exacerbation des douleurs, la courbature, quelquefois l'embarras gastrique et son cortége d'ennuis ; alors les malades se désespèrent de nouveau jusqu'à la période suivante, qui ne tarde pas à surgir, et où les malades ressentent seulement et définitivement les heureux et bienfaisants effets des eaux, malheureusement trop souvent éphémères, en raison du peu de temps que l'administration accorde à nos malades. Pour des maladies nées depuis longtemps, augmentées pendant une période de temps quelquefois considérable, accompagnées de lésions énormes, on n'accorde que six semaines de traitement. Tous les militaires, sauf de rares exceptions, doivent au bout de ce trop court espace de temps quitter une station thermale où ils recouvrent tous les jours et insensiblement la santé, lentement quelquefois, mais presque toujours avec certitude. Pour remédier à ce grave inconvénient, quoi de plus désirable qu'une saison d'hiver, cette époque où toutes les maladies traitées à Bourbonne empirent faute de soins, faute surtout d'un traitement convenable. Certes, le jour où il sera établi à Bourbonne cinq mois de traitement thermal d'hiver, comme cela se pratique déjà à Amélie-les-Bains, ce jour, dis-je, la thérapeutique de nos eaux aura fait un pas immense, car nous triplerons bien certainement et plus les résultats avantageux que nous sommes fiers d'enregistrer tous les ans.

Les eaux chlorurées-sodiques impriment à l'organisme une grande absorption interstitielle, il y a désassimilation et dégorgement des organes; par cela même un surcroît d'activité dans les fonctions digestives est nécessaire, on doit le favoriser en surveillant l'alimentation, qui n'est pas toujours, dans nos hôpitaux militaires, aussi soignée qu'elle est abondante.

Les eaux de Bourbonne sont toniques, leur usage explique facilement ces heureux effets observés tous les jours, je veux parler de cet état de santé générale et de carnation meilleure, rapidement obtenu. Ce résultat devait être prévu, car nous savons par l'hygiène comparée que les animaux nourris avec du fourrage auquel on ajoute une certaine quantité de sel marin, sont mieux portants et ont le poil plus luisant et mieux fourni que ceux qui en sont privés.

Les malades qui prennent une quantité considérable d'eau en boisson, remarquent une notable augmentation dans leurs évacuations ordinaires, urines, selles et sueurs, en même temps qu'un appétit exagéré. Le chlorure de sodium, pris à l'intérieur, excite la muqueuse gastro-intestinale, active les sécrétions du mucus, de la salive, de la bile et du suc pancréatique. Le suc gastrique est également plus abondant, et la digestion se fait mieux et plus facilement; quoi par conséquent de plus naturel que les phénomènes dont nous venons de parler? augmentation de l'appétit et des évacuations de toutes sortes.

3° *Circulation.* Elle est activée par l'usage des bains et des douches, elle peut même être excitée jusqu'à produire des symptômes peu graves, il est vrai, mais inquiétants pour les malades: je veux parler de la fièvre thermale que nous avons observée dix fois dans la présente année d'une façon très-intense avec accompagnement d'embarras gastrique et de courbature.

La fièvre s'est montrée ordinairement entre le cinquième et le douzième jour du traitement. Le pouls s'est élevé jusqu'à 100 pulsations par minute, peau chaude, yeux injectés, chaleur à la peau, exacerbation des douleurs etc...

Dans les dix cas dont nous venons de parler, elle a dépassé de plusieurs jours sa durée moyenne, qui est environ de quarante-huit heures, et le traitement thermal a dû être suspendu. De plus, nous avons été obligé de mettre à la diète et aux boissons délayantes nos malades les plus affectés. Ceux qui en même temps présentaient des symptômes d'embarras gastrique, ont de plus été soumis à l'action d'un éméto-cathartique.

Dans certaines circonstances la circulation est tellement activée que la céphalalgie et des congestions cérébrales, voire même des attaques d'apoplexie, ont été observées. Cette année les maux de tête ont été assez fréquents, mais nous n'avons pas eu à déplorer de symptômes plus inquiétants chez nos malades.

4° *Innervation.* Le système nerveux, comme toutes les autres fonctions, est excité par l'usage des eaux de Bourbonne. L'influx nerveux est augmenté, et ce n'est pas un des moindres bienfaits que nous attendons des bains et des douches pour favoriser la guérison ou au moins l'amélioration de nos paralytiques. Mais à côté de l'action salutaire nous retrouvons l'excès nuisible; nous aurons à faire plusieurs réserves quand nous parlerons des accidents consécutifs à l'usage des eaux.

5° *Organes respiratoires.* Les eaux salines n'ont pas, sur les organes respiratoires, la même action que les eaux sulfureuses. Nous n'observons que très-rarement de la chaleur thoracique, la toux et l'expectoration plus facile, tous phénomènes fréquents à Baréges. Nous n'avons pas non plus à craindre, comme dans cette dernière station, l'hémoptysie et même la pneumonie, qui sont souvent la conséquence de l'usage des eaux sulfureuses.

Accidents consécutifs à l'usage des eaux chlorurées-sodiques.

Nous avons dit ailleurs que la poussée est quelquefois, sinon grave, du moins trop intense au gré du malade et du médecin. Mais il arrive souvent en outre des éruptions de toute espèce, discrètes ordinairement, parfois confluentes, d'ordres et de marche différente, quoique en général les affections vésiculeuses soient de beaucoup les plus nombreuses. Je crois être le premier qui ait remarqué la coïncidence des éruptions cutanées avec le réveil des douleurs. Ainsi, sur 77 malades qui ont eu des éruptions, 31 ont présenté une vive exacerbation des douleurs à la même époque. Je ne sais si ce résultat est ordinaire ou s'il est dû au hasard. Je ne veux exposer aujourd'hui que des chiffres. Je me propose de les commenter après de nouvelles recherches.

Parmi les éruptions observées dans nos services nous devons noter un certain nombre de syphilides. Les eaux de Bourbonne commettent tous les ans bon nombre d'indiscrétions de ce genre chez les syphilisés guéris ou soi-disant tels.

Parmi les accidents survenus dans le cours du traitement de plusieurs maladies nous devons noter l'état aigu venant remplacer l'état chronique dans certaines affections des articulations ou de la continuité des membres. En pareil cas, ce qu'il importe le plus, c'est de cesser au plus tôt l'usage des eaux, car elles sont aussi pernicieuses quand il s'agit de maladies aiguës, qu'elles sont bienfaisantes dans les affections chroniques. Nous avons eu plusieurs uréthrites, redux et autres, qui n'étaient à l'arrivée que de simples gouttes militaires; l'usage des eaux a dû être interrompu dans trois cas de ce genre. Dans quatre cas surtout l'ingestion d'eau minérale a produit la dyspepsie, qui a rapidement disparu par la cessation de la cause et sous l'influence de légers laxatifs.

Comme les années précédentes, nous avons à enregistrer bon nombre de constipations opiniâtres, conséquence de la boisson thermale. Certains estomacs sont influencés de la sorte : chez eux toutes les boissons chaudes prises en certaine quantité amènent la constipation ; l'indication en pareil cas est de faire prendre à ces malades l'eau minérale refroidie, l'effet attendu se manifeste promptement. La diarrhée, fait plus rare, a été observée également chez plusieurs militaires; quelques-uns ont dû supprimer l'eau en boisson dans certains cas trop prolongés. Ces deux effets opposés de l'eau minérale, suivant qu'elle est chaude ou froide, ont été surtout bien étudiés par M. Cabrol. Grâce à ses savantes recherches, non-seulement ils n'inquiètent plus, mais on les fait servir dans un bon nombre de cas pour contrebalancer des accidents propres à l'usage des eaux thermales.

Les membranes muqueuses ont été dans le cours de cette année assez souvent aussi le siége d'inflammations diverses. Notons d'abord la muqueuse buccale et la muqueuse pharyngée. Mais nous devons chercher ailleurs que dans l'effet des eaux la cause ordinaire de ces accidents. Les malades ne prennent pas assez de précautions en sortant du bain, malgré tous les avis qu'on leur donne, et quelquefois les mesures coërcitives que l'on est obligé de prendre afin d'éviter autant que possible les inflammations bronchiques ou pulmonaires, qui sont souvent la conséquence de négligences coupables. Nous avons à enregistrer 7 stomatites, en général aphtheuses, comme toujours. Ces stomatites, ainsi qu'un petit nombre d'angines tonsillaires, se sont passées régulièrement et dans un court espace de temps. Je n'en dirai pas autant des bronchites : elles ont été au nombre de 10, en général plus rebelles que d'habitude, cependant elles n'ont eu aucune suite sérieuse.

Sous l'influence des eaux il n'est pas rare de voir reparaître certaines névroses mal guéries, la céphalalgie, le tremblement ; chez les femmes on observe souvent des attaques d'hystérie comme conséquence de cet état d'éréthisme nerveux accidentel ; chez les hommes il n'est pas rare de voir des accès d'épilepsie. Dans la présente saison nous avons eu deux exemples de cette terrible maladie à observer ; peut-être ces malades auraient-ils eu ailleurs ces accès désolants. Je le crois : car chez eux ils étaient la conséquence d'une maladie antérieure mal guérie, pour ne pas dire incurable.

Nous avons observé également plusieurs cas d'insomnie persistante dans les premiers jours du traitement thermo-minéral *intus* et *extra*. Ordinairement ces phénomènes nerveux disparaissent d'eux-mêmes, rarement un traitement approprié est nécessaire.

Les douleurs ont été plus ou moins vivement réveillées chez 141 malades, sur 690 hospitalisés comme nous avons dit ; chez une quarantaine les souffrances ont été très-vives.

Il y a eu 11 bronchites méritant véritablement ce nom, 6 stomatites et 3 amygdalites, 12 cas de fièvre thermale vive, dont 8 accompagnés de courbature intense; 77 éruptions fortes, dont moitié pouvant prendre le nom de *poussée très-vive ;* 6 cas de dysurie, traitée surtout par l'usage de l'eau de Vittel.

Quelques névralgies ont été contractées à Bourbonne, entre autres 2 pleurodynies et 3 sciatiques. Je terminerai en disant que deux malades se sont donné des entorses de l'articulation tibio-tarsienne.

Indications des eaux thermo-minérales de Bourbonne. — Affections traitées à l'hôpital militaire dans le cours de l'année 1862.

Nous avons vu[1] et tout le monde sait que les eaux de Bourbonne sont essentiellement toniques et excitantes; elles seront donc indiquées dans toutes les maladies où ce double effet sera utile pour aider ou parfaire la guérison trop longtemps demandée aux officines des pharmaciens de tous pays, quelquefois même à l'arsenal chirurgical le plus complet.

Nous rangeons sous vingt-sept chefs principaux comme cela s'est fait jusqu'ici, les affections diverses qui sont passées dans nos salles pendant les quatre mois seulement où la cure thermale est en vigueur à Bourbonne. Nous allons étudier séparément chaque classe de maladies, les effets obtenus, immédiats ou consécutifs.

1° *Dartres de natures diverses.* Sous ce titre très-vague nous réunissons les maladies chroniques de la peau autres que les ulcères proprement dits.

Cette année nous présente à considérer 9 malades de cette catégorie; ce chiffre est extrêmement insignifiant, surtout si nous le comparons à celui qui ornait les anciennes statistiques. Depuis quelques années, le nombre des dartreux a considérablement diminué à Bourbonne, on n'en a observé que 24 de 1854 à 1858, de 1858 à 1861 inclusivement, 16; en 1862, 9.

Les médecins militaires ont fait un triage des maladies de la peau et n'ont plus envoyé pêle-mêle, comme ils le faisaient, toutes les éruptions de causes et d'origine diverses; aussi les insuccès sont-ils bien moindres, et la confiance dans la cure de ces affections à Bourbonne renaît-elle chez nos confrères qui s'occupent spécialement de l'intéressante classe des dermatoses.

Quatre psoriasis ont été traités à l'hôpital, 3 datant de quatre ans et l'autre d'un an. Deux ont été guéris immédiatement, les deux autres ont été améliorés, l'un s'est guéri consécutivement, l'autre a perdu l'heureux effet de son séjour à Bourbonne. En résumé, sur 4 psoriasis anciens 3 guérisons. Nous trouvons en-

[1] *Revue d'hydrologie*, 15 septembre 1863.

suite 2 ecthymas améliorés tous deux. J'en dirai autant d'une acné et d'un eczéma chroniques.

2° *Rhumatismes articulaires chroniques*. Le nombre en est considérable comme toujours. Aussi nous enregistrons un bon nombre d'améliorations : nous n'avons, par exemple, à noter sur 101 malades que 8 guérisons complètes, mais 74 améliorations notables et immédiates, la plupart se sont maintenues. Nous devons être fiers de ce résultat, si nous considérons, depuis combien de temps déjà la plupart de nos malades portaient cette grave affection, et combien peu de temps nous avons employé pour les délivrer de leurs douleurs, souvent aussi de la déformation d'une ou de plusieurs articulations.

Dix-neuf rhumatisants seulement ont été renvoyés sans effets immédiats heureux obtenus et quelques-uns, à leur retour au corps, ont éprouvé le soulagement qu'ils étaient venus chercher à Bourbonne. Il y a eu trois aggravations immédiates, une seule s'est maintenue.

3° *Rhumatismes musculaires chroniques*. Le plus grand nombre, les deux tiers environ, sont partis, sinon guéris, du moins très-améliorés. Les lumbagos occupaient comme toujours la plus large place, les bains, les douches, l'électricité chez un certain nombre ont produit d'heureux résultats. Ce que nous avons dit de l'ancienneté, de *l'énergie* de l'affection, si nous pouvons nous exprimer ainsi, dans la classe précédente, se retrouve ici et se retrouvera chez presque tous nos malades; aussi un pareil nombre d'améliorations qui se sont maintenues presque toutes, prouvent surabondamment l'efficacité grande de notre bienfaisante station. La recrudescence des douleurs s'est fréquemment présentée dans les deux classes de rhumatisants, mais nous sommes ici habitués à regarder ce phénomène comme un symptôme heureux; chez le petit nombre de malades où les douleurs n'ont pas été exacerbées après les premiers bains, les heureux résultats demandés ont parfois fait défaut. Nous devons aussi noter ce fait, c'est que les militaires, principalement les officiers regardent leur séjour à Bourbonne comme un temps d'arrêt dans leur service, et ils considéreraient comme perdus les instants qui ne seraient pas consacrés au plaisir. Partant de ce principe, le traitement est pour eux du superflu, et ils se soignent quand ils en ont le temps;

ceux qui sont hospitalisés, soumis à la règle, doivent subir quand même les bains et les douches; mais, quant aux traitements accessoires dont on obtient de si éclatants succès (je citerai surtout l'électricité), ils sont loin de s'y soumettre régulièrement : de plus, hors de l'hôpital ils s'exposent souvent aux vicissitudes d'un climat qui est aussi inconstant que possible, souvent même ils se fatiguent hors de propos dans plusieurs genres d'exercices que je n'ai pas à apprécier ici. Je sais que dans une station minérale il faut des distractions, c'est un adjuvant presque obligé de la cure thermale, mais si les distractions se changent en fatigues, adieu les succès de la veille, la guérison sera ajournée peut-être pour longtemps encore.

4° *Maladies de l'appareil digestif.* Nous n'avons qu'un seul cas de gastralgie, et encore est-elle accompagnée de rhumatisme musculaire. Cette affection datant de six ans, contractée en Afrique a été améliorée surtout quant à l'état général. Le malade présente toujours un peu de dyspepsie lors de son départ, mais il est beaucoup mieux et cette amélioration s'est maintenue.

5° *Maladies de l'appareil génito-urinaire.* Un seul malade également affecté de coliques sèches, avec spasme de la vessie, suite de séjour à Cayenne. Les urines sont devenues plus faciles sous l'influence d'une seule saison, il y a légère amélioration à la sortie du malade. Environ 40 ou 50 malades par saison atteints de blessures ou d'affections externes, classés par conséquent hors de cette catégorie, présentent des symptômes très-accusés d'anciennes affections des reins, de la vessie, de l'urèthre etc., avec des manifestations de syphilis, gravelle etc., et sont traités avantageusement par les eaux de Vittel, à l'intérieur au lieu de l'eau de Bourbonne, qui aggrave leur état.

6° *Paraplégie. Ataxie locomotrice.* Trente-deux cas de paraplégie, d'origine bien différente, comme nous allons voir, se sont présentés dans nos salles. Huit peuvent être attribuées à une cause rhumatismale; neuf à une cause traumatique, coup ou chute sur les reins, 2 malades ont fait une chute sur le bassin et se sont vus paraplégiques consécutivement. Nous avons noté dans cette classe de malades, 5 ataxiques, 3 cas de myélite idiopathique, une paraplégie survenue à la suite de rougeole, enfin 7 militaires sont devenus paraplégiques sans lésion appréciable, la maladie est venue chez eux progressivement, et sans qu'on puisse la rattacher à une cause quelconque. M. Cabrol est tout disposé, et avec raison je crois, à mettre sur le compte de la syphilis ces paraplégies qui mériteraient bien le nom d'*essentielles* si ce nom pouvait avoir encore quelque créance dans les nosologies médicales. Notre savant confrère a souvent essayé le proto-iodure de mercure ainsi que l'iodure de potassium dans plusieurs cas de ce genre et souvent avec avantage, mais l'insuccès est venu quelquefois prouver que la science a encore bien des inconnues à trouver. Rien n'est désespérant comme de voir ces paralytiques renforcés, chez lesquels on ne sait où trouver la cause sur le compte de laquelle on puisse faire peser les accidents observés; aussi espérons-nous peu pour ces malades; il est rare de voir survenir une amélioration notable dans leur état, malgré toute la thérapeutique dont nous disposons.

Nous devons dire que l'électricité a été employée comme adjuvant du traitement thermal et qu'elle doit partager avec les eaux l'honneur du succès, car il n'est pas douteux que l'amélioration chez beaucoup serait infiniment moindre sans ce puissant agent thérapeutique. Sauf un seul cas, il y a eu amélioration chez tous les paraplégiques rhumatisants, nous devons dire que chez le n° 189 le mieux ne s'est pas maintenu, quoique au départ l'amélioration ait été considérable, par contre le n° 624, dont l'état n'était que légèrement amélioré à sa sortie de l'hôpital, a obtenu quelque temps après, un état voisin de la guérison. Ce que nous venons de dire des paraplégiques à la suite de rhumatisme, nous le disons pour les paraplégiques par contusion ou chute, sauf deux cas, les seuls de ce genre (les malades sont tombés sur le bassin), où aucun résultat n'a été obtenu. Le n° 457 qui était parti avec un mieux sensible a vu sa position s'aggraver par la suite, c'est le seul.

L'ataxie locomotrice présente à considérer 5 malades chez lesquels cette affection est bien manifeste. Trois ont été améliorés par l'usage des eaux, 2 n'ont obtenu aucun résultat satisfaisant. L'efficacité du traitement thermal dans les cas du genre de ceux qui nous occupent, est bien prouvée pour certains médecins qui ont suivi avec intérêt les manifestations de cette curieuse maladie, je citerai entre autres MM. Tamisier et Bernard. Pour d'autres, et je suis du nombre, qui ont également cherché à bien étudier la question, l'ataxie locomotrice est la paraplégie la plus difficile de toutes à guérir. Non-seulement l'efficacité des eaux n'est pas toujours évidente, mais même en y ajoutant l'électricité on n'obtient pas encore les mêmes résultats heureux, lorsqu'il s'agit des autres affections.

Quoi qu'il en soit nous pouvons dire que les paraplégies en général se trouvent bien de l'usage des eaux de Bourbonne, mais nous réservons notre appréciation dans l'ataxie locomotrice. La question présente en ce moment beaucoup d'éléments pour et contre: lorsqu'ils se seront augmentés et si quelqu'un veut bien les coordonner et leur faire rendre tout ce qu'ils peuvent donner, alors nous pourrons asseoir convenablement notre jugement. Jusque là nous nous tenons sur la réserve la plus absolue.

7° *Hémiplégies.* Améliorations moitié, 12 sur 23, quelques-unes considérables. Chez beaucoup l'atrophie avait à peu près disparu après six semaines de traitement thermal seulement. Je citerai particulièrement le n° 284 qui a vu renaître ici les muscles de son bras et de sa jambe gauche; une faiblesse extrême a été remplacée par une force telle dans les muscles et la constitution générale, que la marche était déjà facile après la première saison. On nous objecte souvent les effets consécutifs qui se traduisent plus tard, quelquefois très-longtemps après que les malades ont quitté Bourbonne. Nous n'avons pas la prétention de guérir la prédisposition à l'hémorrhagie cérébrale. Ce que nous cherchons à obtenir, ce que nous voyons tous les jours se produire sous nos yeux, c'est le mouvement et la sensibilité dans des membres complétement paralysés. Plus tard il peut survenir chez un certain nombre de ces malades une nouvelle attaque d'apoplexie, qui les ramène au point où ils étaient à leur arrivée ici, cela n'est pas douteux, pas plus que la mort d'un certain nombre dans les années suivantes, mais ce que l'on ne peut contester c'est l'amélioration, ce sont les mouvements augmentés d'étendue, c'est l'atrophie diminuée et un état stationnaire meilleur dont le malade finit par se contenter. Certes il serait mal venu celui qui viendrait nier devant nos hémiplégiques le salutaire effet des eaux de Bourbonne.

8° *Paralysies partielles.* Cette classe de maladies se rapproche beaucoup de celle que nous avons intitulée *paraplégies.*

Les mêmes causes se retrouvent avec les mêmes résultats, cependant nous devons dire qu'ici les insuccès sont en plus grand nombre. Sur 16 malades nous en avons 6 sans changements; pour tous les autres nous avons à enregistrer une amélioration très-notable, trois même partis beaucoup mieux ont parfait leur guérison dans les quelques mois qui ont suivi.

Que les paralysies partielles soient dues à une cause rhumatismale ou traumatique, le pronostic est également grave, je m'intéresse plus de la date de la lésion que de l'étiologie. Cependant je crois que les paralysies suite de contusion guérissent généralement mieux, le fait n'est pas contestable quand elles sont déjà anciennes, mais même récentes. Je crois que le succès est plus vite et plus visiblement obtenu chez elles que dans les paralysies rhumatismales. Si l'on ajoute au traitement thermal le secours de l'électricité, alors nous voyons la guérison marcher plus vite encore et les faits être plus palpables.

Trois malades ont eu des paralysies localisées suite de fièvres graves, le n° 267, à la suite d'une fièvre intermittente rebelle, les n°s 520 et 566 à la suite de fièvre typhoïde, tous 3 ont été très-améliorés, le n° 520 est parti quasi guéri.

9° *Ramollissement cérébral.* Pour une maladie aussi grave que le ramollisement cérébral on ordonne généralement les eaux pour se débarrasser de ses malades ou au moins comme une dernière ressource. Cependant sur 5 militaires qui se sont présentés à nous, 2 ont été améliorés, et consécutivement l'un des deux a guéri complétement, c'est le n° 580; ce résultat imprévu a été constaté quelques mois après la sortie du malade. Le diagnostic avait été aussi bien posé qu'on le peut faire pour cette très-difficile maladie, au corps auquel appartenait ce malade et ici par le médecin traitant.

10° *Sciatiques et névralgies diverses.* Nous comptons 46 malades dans cette classe d'affections, ainsi répartis comme résultat du traitement: une guérison immédiate, 4 consécutives, 32 améliorations immédiates, 4 ne se sont pas maintenues, 9 malades sont renvoyés sans changements. Sur les 46 malades nous distinguons 44 sciatiques et 2 névralgies faciales, qui toutes deux ont été grandement améliorées.

C'est dans cette catégorie de malades qu'on trouve ces vieilles névralgies dont l'origine se perd dans la nuit des temps. Il n'est pas rare de voir des malades donner à leur sciatique le même âge qu'à eux-mêmes, ils ont toujours souffert disent quelques-uns. Pour les affections de ce genre on nous donne six semaines de traitement, 42 bains et autant de douches, et si les malades ne partent pas guéris ou au moins très-améliorés on nous dira : vos eaux ne guérissent pas la sciatique. Ce que je viens de dire des névralgies, j'aurais pu le dire *a fortiori* des rhumatismes; aucune maladie ne se présente avec un droit d'usage aussi bien établi, rarement une sciatique bien invétérée avec quelques lustres d'existence consentira à déposséder son malheureux propriétaire.

Quoi qu'il en soit le chiffre de nos succès dépasse de beaucoup celui des effets nuls, presque toutes les améliorations se sont maintenues comme on a pu voir; et on peut dire que dans un grand nombre de cas les heureux résultats obtenus tiennent du miracle. Nous pouvons bien compter une demi-douzaine d'améliorations plus ou moins intenses, mais en tout cas très-caractérisées chez autant de sciatiques datant de plus de vingt ans; je citerai les nos 116, 289 et 379 pour des modèles du genre. Je dois dire que l'électricité n'a peut-être pas été étrangère à ces succès; son emploi concurremment avec les eaux est incomparable, ses effets sont augmentés, sont décidés pour mieux dire, par l'usage concomittant des douches et des bains.

Pour les sciatiques très-anciennes nous recommandons parfois la température la plus élevée des bains; les températures moyennes conviennent mieux dans les cas contraires ou quand les douleurs sont très-vives.

11° *Caries, nécroses, ostéites.* S'il existe une indication certaine des eaux chlorurées sodiques, et excitantes toniques de Bourbonne, c'est bien dans la scrofule et ses manifestations. Nous sommes habitués à obtenir mieux; voici les résultats de cette année: sur 13 malades, 8 seulement ont été améliorés immédiatement et 1 après sa sortie de l'hôpital, 3 n'ont pas obtenu de changement dans leur état, 2 l'ont vu au contraire aggravé, mais une seule aggravation a duré et ce malade est mort dans le courant de l'année; nous devons dire qu'il portait depuis longtemps une ostéite suppurée de l'articulation sterno-claviculaire; ce résultat était prévu et l'on devait s'y attendre. Le n° 513, porteur d'une ostéite du cubitus, a vu également son état s'aggraver à Bourbonne, mais l'aggravation n'a pas duré.

Un traitement actif, énergique est de rigueur dans cette catégorie de malades. Le traitement thermal, *intus* et *extra*, est indiqué afin d'amener s'il est possible une modification générale de l'organisme, sans laquelle le succès est douteux, l'amélioration éphémère.

12° *Arthrites, coxalgies, hydarthroses.* Cette classe de maladies nous présente à considérer 64 malades ainsi répartis : onze coxalgies dont 2 traumatiques, améliorées toutes deux, les 9 autres de causes diverses ont été également améliorées, le n° 578 a été guéri radicalement. Quant au n° 669 porteur d'une coxalgie, suite de refroidissement avec hydarthrose de genou etc., il n'a pas obtenu d'amélioration ici, les lésions qu'on remarquait chez lui étaient extrêmement graves ; aussi n'avons-nous pas été surpris d'apprendre sa mort dans le cours de l'année. Dix-sept arthrites traumatiques du genou, 10 améliorées, 1 guérison complète ici, 4 aggravées et 2 sans changement. Neuf arthrites rhumatismales de la même articulation, toutes améliorées, sauf 1. Deux arthrites traumatiques de l'épaule, très-améliorées. Trois arthrites tibio-tarsiennes rhumatismales ou suite d'entorse, une seule sans changement. Quatre arthrites traumatiques du poignet, 2 améliorées, 1 aggravée ; 1 autre de la même articulation suite de refroidissement, également améliorée. Les quelques hydarthroses du genou que nous avons eu à considérer ont également été ameliorées, nous en comptons 7. Une seule, le n° 10 a été aggravée. Les 10 autres malades de cette catégorie étaient atteints d'arthrites spontanées, avec ou sans hydarthroses de diverses articulations. Sur 64 malades, 3 ont été radicalement guéris, 52 améliorés, 2 ont été aggravés très-sensiblement et 7 n'ont obtenu aucun résultat.

L'entorse chronique est une maladie rebelle; accompagnée d'empâtement dans les parties molles, avec épanchement ou non de liquide; à un dégré plus élevé les tissus fibreux se ramollissent, le tissu cellulaire s'enflamme, les abcès se forment, les os se gonflent et le membre du malade se trouve, grâce à une entorse mal soignée, fortement compromis.

Les douches doivent être graduées dans ces affections : il faut commencer par l'arrosoir et souvent s'arrêter au demi-canal. Il n'en est pas de même pour les hydarthroses : là le traitement peut être plus énergique, le massage bien fait est souvent aussi d'une grande utilité dans beaucoup de ces hydropisies rebelles. Il serait à désirer qu'on maintînt le plus grand nombre de malades appartenant à cette classe de maladies au repos le plus parfait, principalement ceux dont l'affection est très-avancée ; malheureusement il n'est pas aussi facile de passer du précepte à la réalité, on n'a que trop souvent affaire à des malades indociles, qui considèrent leur maladie comme peu grave et sont tout disposés à se servir de leur membre.

Voici quelques observations abrégées de malades chez lesquels le succès est venu couronner le traitement thermal.

A..., n° 216, cuirassier, vingt-cinq ans, tempérament sanguin, constitution bonne. Arthrite chronique du genou gauche datant de sept mois et consécutive à un coup de pied de cheval, léger gonflement péri-articulaire. Pas de changement de couleur à la peau. Douleurs sourdes, faiblesse du membre. Envoyé à plusieurs reprises dans les hôpitaux il n'a retiré qu'une amélioration passagère des traitements divers auxquels il a été soumis, et en particulier des vésicatoires volants. Trente-six bains, 36 douches, 160 verres d'eau ; a présenté dans le cours du traitement une éruption vésiculeuse, grande amélioration au départ, guérison complète peu de temps après.

S.., n° 578, canonnier, vingt-cinq ans, tempérament lympathique, constitution bonne. Coxalgie gauche datant de onze mois, survenue spontanément, atrophie du membre, allongement de 3 centimètres, aplatissement et déformation de la fesse, dont le pli est effacé et descend beaucoup plus bas que celui du côté opposé. Demi-flexion habituelle de la jambe dans la station, alors la pointe du pied est déjetée en dehors. Au début, douleurs sourdes, puis lancinantes au niveau de l'articulation coxo-fémorale, symptômes d'arthrite aiguë de cette articulation. Plus tard la douleur s'est irradiée au genou, qui en est aujourd'hui le siége exclusif. La luxation du fémur est complète sans qu'il se soit produit d'abcès ni d'arthrite appréciable. État général bon, 42 bains, 42 douches, 160 verres d'eau, grande amélioration au départ, guérison consécutive.

En voyant un résultat pareil niera-t-on l'efficacité des eaux de Bourbonne dans les affections articulaires? Sur les 64 malades compris dans cette classe d'affections, 8 seulement n'ont obtenu aucun effet des eaux et 4 ont été aggravés, la grande majorité a été ou guérie ou améliorée, quelques-uns ont joui d'une amélioration équivalant presque à une guérison. On peut dire que les eaux ont bien mérité cette année des malades atteints de lésions plus ou moins invétérées des articulations.

Ankyloses. Contre les ankyloses complètes, les eaux de Bourbonne sont le plus souvent impuissantes, quoi qu'on ait dit; il n'en est pas de même lorsqu'il reste encore quelques mouvements dans les articulations; sur 29 malades ankylosés, 9 ont été améliorés immédiatement, 2 guéris consécutivement, le reste n'a pas vu changer sensiblement sa position.

14° *Tumeurs blanches.* Si nous pouvions voir dans nos salles des tumeurs blanches au début, nous aurions très-probablement un certain nombre de succès par le traitement thermal, mais presque toujours cette malheureuse maladie est arrivée à sa dernière période, quand les malades sont dirigés sur Bourbonne; ils ont subi en outre une foule de traitements divers qui n'ont pu enrayer la maladie. Aussi voyons-nous le plus souvent des articulations engorgées, suppurantes avec trajets fistuleux et tout le cortége effrayant de cette terrible maladie. Lorsque nous annonçons cette année 5 améliorations immédiates sur 15 malades, nous regardons ce résultat comme très-satisfaisant.

15° *Entorses. Luxations.* Les 51 malades rangés dans cette catégorie sont ainsi classés : entorses de l'articulation tibio-tarsienne 35, dont 2 guérisons immédiates et 2 autres obtenues consécutivement; 10 n'ont obtenu aucun changement; pas une n'a été aggravée; 21 améliorées, dont un tiers d'une façon très-remarquable.

Quatre cas de gêne succédant à une luxation de l'épaule se sont présentés, 3 n'ont obtenu aucun résultat, le quatrième a été très-amélioré. Nous n'avons eu qu'un seul cas de luxation de la hanche, parti très-amélioré; ce malade était complétement guéri peu de temps après son départ, c'est le n° 573; il était arrivé avec une raideur et une gêne très-intense de l'articulation, avec fourmillement dans tout le membre, sans atrophie.

Dans cette classe de malades, à part les 10 cas d'entorses du pied, cités plus haut et les 3 cas de luxation de l'épaule, aucun insuccès complet; le plus souvent de beaucoup, amélioration, et mouvements plus étendus. Nous pouvons regarder comme merveilleux plusieurs succès de cette année, amélioration ou guérison : je citerai par exemple le n° 102. A. M..., sapeur, trente-huit ans, tempérament lympathique, constitution assez bonne, entorse du pied gauche datant de seize mois, traitée sans succès en 1861 par la cautérisation et la compression. Plaie fistuleuse datant de trois mois, gonflement considérable du pied. Des béquilles sont indispensables au malade pour aider sa marche qui est néanmoins très-pénible. Ce malade est parti radicalement guéri après avoir pris 46 bains et 30 douches. Je pourrais citer également les n°s 151, 293 et 389 etc. En somme sur 51 malades 6 guérisons complètes, 33 améliorations, 12 effets nuls.

16° *Fractures.* Sur 73 fractures compliquées d'accidents divers, empêchant ou gênant la marche, 7 guérisons complètes, dont 2 immédiates, 42 améliorations immédiates et 24 effets nuls. Les causes les plus ordinaires de ces diverses fractures sont des coups, des chutes, chutes de cheval surtout, et des coups de feu. Ces dernières sont comme toujours les plus graves, et le traitement doit être conduit à leur égard avec une grande prudence, sans quoi des accidents inflammatoires surgissent, et il est difficile de les maîtriser. Nous devons dire aussi que quelquefois ces mêmes accidents deviennent salutaires et amènent un mieux qu'on n'osait espérer. Les complications les plus fréquentes des fractures sont l'empâtement et le gonflement des tissus au niveau du foyer, l'œdème, l'atrophie du membre, la raideur des articulations voisines, la gêne et la faiblesse du mouvement, les douleurs vives, aiguës ou sourdes, continues ou intermittentes; tous accidents qui se trouvent parfaitement bien de l'usage en bains et douches des eaux chlorurées-sodiques de Bourbonne.

17° *Plaies d'armes à feu et blanches.* Soixante-dix-neuf malades; 7 guérisons, 52 améliorations, 20 effets nuls.

Les infirmités résultant de ces blessures sont le plus généralement des cicatrices vicieuses, adhérentes et douloureuses, des trajets fistuleux intarissables, des caries, des nécroses, tous accidents consécutifs aux fractures des os et se présentant trop souvent dans les blessures par armes à feu. Nous avons déjà parlé dans un autre chapitre de plusieurs de ces accidents; disons cependant que l'élimination des esquilles est fort souvent favorisée par un travail salutaire inflammatoire autour des séquestres et déterminé par l'action des eaux.

Quant aux cicatrices, sous l'influence des eaux, les adhérences se relâchent, le tissu inodulaire blanchit et acquiert plus de souplesse, les muscles peuvent reprendre leurs fonctions entravées, et contrebalancer l'action de leurs antagonistes. Résultats heureux et souvent constatés à Bourbonne.

Je citerai le n° 58 : une balle est entrée à la partie antérieure et inférieure du genou, au niveau du ligament rotulien et est sortie dans le creux poplité en laissant deux larges cicatrices, amenant une gêne persistante dans les mouvements de l'articulation fémoro-tibiale qui a été contournée par le projectile, l'extrémité supérieure du tibia a été écorné. Il y a trois ans que cet accident est arrivé, le malade a pris les eaux d'Amélie-les-Bains, sans succès, ici après 40 bains et autant de douches il part radicalement guéri.

N° 130. Une balle en séton dans la cuisse droite, trois ans de date, marche difficile et douloureuse, 40 bains et autant de douches, guérison.

18° *Ulcères. Abcès froids* Il s'agit ici autant et plus de modifier l'état général du malade que de guérir la lésion qui l'amène. Les eaux chlorurées-sodiques sont excellentes pour remplir cette indication, leur action tonique et excitante amène souvent des résultats inespérés. Il est de toute nécessité d'aider leur action par un régime en rapport avec l'état de faiblesse du malade: il faut le remonter afin qu'il puisse lutter avec succès contre la réaction et l'état aigu qui se manifestent quelquefois, en hâtant souvent la guérison. Le traitement thermal *intus* et *extra* est formellement indiqué ici, excepté pour les ulcères variqueux; la douche en arrosoir d'abord, tant que l'excitation nécessaire au travail de cicatrisation ne sera pas satisfaisante. Rapidement les plaies se détergent et la suppuration prend un aspect de bonne nature, la cicatrisation marche promptement et régulièrement.

Les ulcères scorbutiques sont les plus vite guéris, ensuite viennent les ulcères syphilitiques.

19° *Engorgements glandulaires.* Nous avons dit ailleurs que la scrofule et ses manifestations devaient espérer un prompt soulagement à Bourbonne. Sur 16 malades contenus dans cette catégorie, 12 ont été très-sensiblement améliorés, 1 guéri, 3 seulement n'ont obtenu aucun changement dans leur position. Nous ne pouvons trop le répéter ici comme partout, ce sont toujours des malades extrêmement avancés qui nous sont envoyés; les différentes préparations pharmaceutiques ont été employées chez eux jusqu'à saturation, ce sont les désespérés qui nous sont expédiés, on s'en débarrasse à notre profit.

20° *Rétractions. Contractures.* Ces accidents surviennent ordinairement à la suite de blessures de la fibre musculaire, et cicatrices consécutives, aussi après une position vicieuse prolongée d'un membre, occasionnant une rigidité musculaire. Toutes lésions fort difficiles à guérir. Cependant sur 13 malades, 8 sont partis très-améliorés, 1 guéri, 4 sans résultat satisfaisant.

21° *Œdème des extrémités inférieures.* Deux malades : n° 382 à la suite d'une phlébite, parti amélioré; n° 77 engorgement considérable et indolent survenu brusquement il y a vingt-deux mois à la suite d'une pleurésie du même côté. L'œdème a toujours été limité au membre inférieur gauche. Pas de changement.

22° *Otite chronique.* Deux malades, améliorés tous deux après 42 bains et autant de douches.

23° *Atrophie musculaire suite de contusion.* Vingt-deux malades. Il en est parti moitié, très-améliorés, le reste n'a obtenu qu'un mieux de courte durée ou très-léger. Je ne puis résister au désir de citer ici l'observation d'un de nos malades qui, arrivé dans un état fâcheux, est parti guéri.

C....., sapeur, vingt-sept ans, tempérament lymphatique, constitution bonne. Paralysie incomplète du bras droit, suite de contusion à la partie postérieure de l'épaule. Atrophie très-prononcée du membre. Flaccidité des chairs, aucune force dans les mouvements. Pas d'anesthésie. Parfois sentiment d'engourdissement surtout à l'avant-bras. Il y a dix mois la paralysie était complète, depuis elle a diminué un peu, et insensiblement. Douleurs au pli du coude. État général bon. 42 bains, autant de douches. Plusieurs séances d'électricité. Guérison.

24° *Fièvre intermittente rebelle.* Trois cas, 2 guérisons consécutives, 1 amélioration.

Le n° 462 qui avait prit la fièvre en Syrie a été très-amélioré après avoir rendu un tænia complet avec la tête.

Le n° 254 présentait principalement de l'anhémie avec faiblesse générale et inertie des mouvements, douleurs erratiques etc., 21 bains, guérison consécutive.

Le n° 231 était atteint d'une hépatite chronique avec engorgement des viscères abdominaux, suite de fièvre contractée en Afrique; même succès que chez le précédent.

25° *Syphilis constitutionnelle.* Six malades, 2 guéris consécutivement, 3 améliorés, 1 aggravé immédiatement; plus tard celui-ci est revenu au même état qu'à son arrivée aux eaux, les douleurs, l'exostose du tibia, les pustules du cuir chevelu et les syphilides de toute sorte ont persisté chez lui. Les autres ont vu leurs douleurs diminuées, les taches disparaître en totalité ou en partie.

Le n° 248 présentait des plaques muqueuses à la bouche et dans le pharynx, syphilides disséminées, exaspérations fréquentes des douleurs; il s'est guéri, peu après sa sortie de l'hôpital, d'une affection longtemps rebelle aux moyens ordinaires.

26° *Congélation.* Un seul cas chez un vieillard, blessé à Austerlitz, sans changement.

27° *Maladies diverses.* N° 18. Blessure du tendon rotulien, faiblesse consécutive de l'articulation du genou. Amélioration sensible, la marche est devenue très-facile.

N° 45. Faiblesse et amaigrissement du membre inférieur avec semi-ankylose de l'articulation du genou, consécutive à l'extraction d'un corps mobile articulaire. Grande amélioration.

N° 89. Contusion du poignet gauche. Gêne des mouvements. Amélioration.

Nous venons de passer en revue les vingt-sept classes de maladies portées sur notre tableau. Nous avons donné les résultats obtenus dans le cours de cette année; chemin faisant nous avons relaté les plus curieuses observations recueillies dans les services de l'hôpital militaire. Les indications des eaux de Bourbonne peuvent facilement se déduire quand on considère quelle somme de succès nous avons obtenus, et à combien de malheureux infirmes notre bienfaisante station thermale a rendu la santé, la vie.

Quand on aura donné à notre établissement l'étendue que comporte sa position géographique et l'efficacité merveilleuse de ses eaux, quand on aura créé à Bourbonne une saison thermale d'hiver, cette époque où toutes les affections traitées ici empirent et deviennent souvent incurables, quand dis-je, nous aurons obtenu ce double progrès que nous appelons de tous nos vœux, nous verrons sans aucun doute augmenter encore de beaucoup le nombre de nos succès; nous verrons enfin déclarer par tous que la première station thermale française pour l'efficacité de ses eaux, c'est Bourbonne.

Constitution médicale pendant le mois d'août 1863.

Les habitants de Bourbonne tombent généralement d'accord entre eux pour considérer l'heureux climat dont ils jouissent comme un climat constant. Les nombreux étrangers qui viennent des quatre points cardinaux, refaire au milieu des divertissements de toute espèce leur santé perdue, déclarent que rien n'est plus variable que le climat de Bourbonne. Les uns et les autres ont augmenté d'un cran leur terme de comparaison dans cette dernière semaine, les habitants de Bourbonne passent au variable, les étrangers à l'excessif, et je trouve qu'il y a du vrai dans ces deux manières de voir.

Le 47e degré 57′14″ de latitude, avec 256m,18 d'altitude, nous donne des surprises sans égales. Le 14 août nous comptons 35 degrés au thermomètre centigrade; les jours précédents nous jouissions d'une température tropicale, nous nous croyions au pays où les citronniers fleurissent; quand voici venir combiné, avec un fort vent d'ouest, une bise aussi humide que saisissante. Effet immédiat produit. Recours aux par-dessus et aux vêtements ouatés, les garde-robes sont mises à sac, malheur au trop confiant baigneur qui n'a pas su faire la part de l'imprévu, en se munissant d'un supplément de bagages. Quoi qu'il en soit, le jardin est abandonné, les salons regorgent, car ils sont en petit nombre, les baigneurs timorés qui fuient comme les hirondelles devant les premiers signes d'humidité ou de froid.

Avant la mi-août, pendant les grandes chaleurs que nous traversions, régnaient à Bourbonne des diarrhées souvent incoërcibles, d'une fréquence déplorable, bien-être général du reste à part cela ou à cause de cela, mieux chez presque tous nos malades. Nous voyions comme au beau temps les écrouelles se guérir, sans attouchement par exemple ; nos eaux remplissent merveilleusement l'office des souverains de nos aïeux : les goutteux se félicitaient d'avoir abandonné les colchiacées dont ils étaient imprégnés, grâce aux industriels qui vendent le précieux bulbe, sous mille formes différentes, le tout au profit de leurs bourses, quelquefois même, ce qui est plus extraordinaire, au profit des orteils de certains podagres non encore endurcis ; nos eaux sodiques, ou pour mieux dire salées chaudes, comme un de nos spirituels confrères, faisaient merveille, et tous et toutes se guérissaient et se réjouissaient.

Les syphilitiques se blanchissaient sans cinabre, avec recueillement et componction ; c'est dans la baignoire où l'on fait de sérieuses et profondes réflexions sur la non-inanité des plaisirs défendus.

Les rhumatisants remuaient sans douleur des membres endoloris depuis des années et condamnés pour longtemps encore au repos et à la flanelle. Nous voyons comme aux premiers jours de notre ère les paralytiques marcher, jetant de ci de là leurs crosses désormais inutiles. Regrettons un établissement pareil à celui de Notre-Dame-d'Auray, dont le gardien se chauffe toute l'année, et il fait bon feu avec les béquilles des fidèles guéris à ce saint pèlerinage. L'excédant se place en trophées artistement échafaudés dans le temple, et il y a encombrement. Ici on fait, à ce qu'on nous assure, des échalas pour le plant de Montillot avec les crosses importées tous les ans dans la localité. Je ne garantis cependant pas le fait, je le dis même tout doucement, afin que la chose ne passe pas nos coteaux et ne nuise à la réputation méritée de notre premier crû.

Dernièrement je me trouvais dans une charmante réunion à laquelle assistaient plusieurs médecins de Bourbonne avec quelques confrères étrangers, prouvant par leur présence ici la confiance que tout être s'y connaissant doit avoir dans l'efficacité de nos eaux. On parlait de tout et de tous. « Que faites-vous de vos hémiplégiques ? » dit le docteur R.... — « Parbleu, nous les guérissons, répondit l'un de nous, et pas de la même manière qu'un prince de la science, dont tous nous avons suivi la clinique, celui-là même qui guérissait les cholériques en tamponnant leur rectum. Il arrêtait ainsi le flux désespérant, tout comme on fait pour certaines hémorrhagies. Or notre révéré maître proposait de guérir l'hémorrhagie cérébrale de la manière suivante : Tout hémiplégique a quelque part dans le cerveau un caillot organisé ou non, mais faisant en tout cas l'office de corps étranger. Comment voulez-vous guérir avec un corps étranger dans le cerveau, que ce soit une balle ou un caillot sanguin, dans l'un et l'autre cas il y a un moyen très-simple pour arriver à un résultat satisfaisant. Appliquez une couronne de trépan sur le corps étranger, mais dans la bonne place, comme Dupuytren savait si bien faire. Vous extirpez, vous cueillez le caillot, votre malade est débarrassé très-extemporanément, comme vous pouvez voir du caillot et de son hémiplégie. Le remède est radical, prompt, héroïque, le *modus faciendi* est d'une simplicité Mosaïque, ça n'est pas plus difficile que cela.

« Avec la permission des autorités, Messieurs, qu'est-ce qu'il faut à un homme habile comme moi pour vous en faire voir de toutes les couleurs. Pas plus gros que ça, de n'importe quoi, Messieurs » (Gavarni).

A Bourbonne nous sommes dans l'enfance de l'art, c'est de Paris que nous vient la lumière sur les ailes de la presse quotidienne, hebdomadaire ou autre, mais les médecins de province, comme leurs clients, sont en retard, très-en retard, aussi ont-ils encore la simplicité de croire à la vertu de la déesse Damone ; leur manière de faire n'est pas toujours celle de nos sommités médicales.

Quoi qu'il en soit, nos hémiplégiques marchaient à pas lents, pas toujours assurés ; mais enfin ils marchaient, et ils étaient aussi réjouis qu'étonnés. Je n'en dirai pas autant de leurs médecins, car nous n'avons plus de sceptiques à Bourbonne. C'est le pays des miracles, presque tout autant que les différents pèlerinages dont j'ai cité le plus célèbre. Nos paraplégiques, par un sentiment d'imitation bien naturel, suivaient le mouvement. J'en dirai autant de nos ataxiques, cependant je continuerai à faire mes réserves, quoiqu'en disent nos excellents confrères de Strasbourg ; ils n'emboitent pas toujours exactement le pas aux paralytiques. Chez eux il y a du mieux, je le confesse, mais un mieux paisible. La coordination des mouvements sera encore longtemps plus difficile à faire entrer dans un cerveau que le mouvement lui-même.

Nos névralgiques ne se sentaient pas d'aise. De douleurs plus. Nous voyons aussi se dessécher d'intarissables fistules; j'en dirai autant du canal d'un bon nombre de militaires affectés d'une goutte à laquelle ils ont donné leur nom. Les cicatrices s'allongeaient sous le jet des douches de tout calibre. Des demi-ankyloses il ne restait que le souvenir. L'électricité combinée avec les bains faisait merveille. Il fallait voir les heureux effets des courants induits de tout ordre ! Il fallait voir l'étendue des mouvements augmentée, les vides disparaître dans les membres atrophiés, et le contentement des uns et des autres. Qu'ils soient malades ou médecin, tous étaient satisfaits l'un des autres et réciproquement, j'ose le croire.

Tout aurait été pour le mieux, si tout à coup un froid aigu autrement sensible qu'au thermomètre n'était venu nous surprendre sans crier gare ! Premier effet, les diarrhées se suppriment, l'ordre se rétablit dans les quadrilles et dans le colon de nos officiers. Puis augmentation des douleurs, les névralgies s'exacerbent de plus belle, les plaintes recommencent, des sons inarticulés partent de nos salles, des gémissements se font entendre, et cela deux jours durant. Puis toutes les plaintes cessent trois jours après, les bains et les douches continuent, plus de douleurs, mieux sur toute la ligne. Il semble que ce soit le dernier râle d'un mourant qu'on ait entendu. Les douleurs ont dit adieu pour jamais à un grand nombre, d'autres en éprouvent peut-être encore un peu, quelques-uns en ressentiront probablement encore dans la suite; il ne faut jurer de rien, mais beaucoup en sont bien débarrassés et pour toujours.

Les trachéites, un petit nombre de bronchites ont eu également leur prise d'armes, mais bien vite elles ont été refoulées, grâce aux mesures hygiéniques qui ont été prises. On entend bien encore par-ci, par-là, dans les salles quelques quintes de toux, mais si rares qu'on ne peut s'y arrêter.

D'inflammations point de sérieuses, point de durables, si j'en excepte cependant les angines. Plusieurs amygdalites d'une intensité médiocre, mais avec début rapide, se sont déclarées depuis quelques semaines ; fait curieux, le refroidissement subit de la température ne les a ni aggravées ni rendues plus fréquentes ; elles ont continué leur cours, voilà tout. Nous sommes, grâce à Dieu, à la fin de cette petite série d'affections plus ennuyeuses que graves.

Pendant les grandes chaleurs que nous avons traversé, nous avons eu à noter pas mal d'embarras gastriques d'une rare bénignité, je me hâte de le dire, sans malaise prononcé. Il y a eu tout au plus diminution d'appétit avec langue saburrale et céphalalgie passagère. L'eau de Seltz à discrétion pour tous, excellente mesure prise par M. Cabrol, a diminué certainement le nombre de cette insignifiante maladie, si commune chez les personnes qui font usage de nos eaux en boisson, et nous devons dire que c'est le très-grand nombre des baigneurs. Chez quelques-uns l'emploi d'un éméto-cathartique à été nécessaire pour abréger la durée de ces indispositions.

Nous avons en ce moment la bonne fortune d'avoir à l'hôpital militaire M. Desessarts, officier aussi distingué que dessinateur habile. M. Cabrol, qui tire parti de tout quand il s'agit de faire faire des progrès à la science, a mis ce très-obligeant officier en demeure de lui fournir le dessin de toutes les plus curieuses affections avec déformation, qui sont en ce moment à l'hôpital. Nous devons noter dans le nombre plusieurs déviations dans la rectitude des membres, suite de réduction approximative de fractures ou de luxations. Certaines atrophies ont également laissé des vides extrêmement curieux à étudier. Nous pourrons maintenant comparer la lésion à son maximum, c'est-à-dire à l'arrivée des malades, avec ce qu'elle est devenue pendant le cours du traitement à Bourbonne et à la sortie.

M. Desessarts, en réalisant admirablement l'idée de M. Cabrol, a rendu certainement un grand service à la médecine de notre station thermale, et ce précédent ne sera pas perdu à Bourbonne, surtout si plus tard on peut employer la photographie avec des dimensions plus appréciables que celles dont cet art dispose généralement aujourd'hui. L'album de M. Desessarts, lorsqu'il aura été gravé et tiré à un bon nombre d'exemplaires, fera certainement époque ici et bien des médecins nous envieront les observations dont il sera accompagné.

Je résumerai ce très-court article *sur la constitution médicale de l'hôpital militaire pendant le mois d'août*, en disant :

Amélioration avant l'abaissement subit de la température, malgré plusieurs diarrhées rebelles et d'insignifiants embarras gastriques ; amélioration plus grande encore après, malgré l'exacerbation des douleurs et plusieurs angines tonsillaires, avec un petit nombre de bronchites légères ou de trachéites plus légères encore.

Tout est pour le mieux dans le meilleur des mondes.

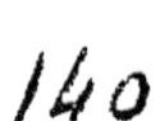

www.ingramcontent.com/pod-product-compliance
Ingram Content Group UK Ltd.
Pitfield, Milton Keynes, MK11 3LW, UK
UKHW022151170726
13837UKWH00004B/1922